NOTICE

SUR LES

EAUX MINÉRALES

DE PROVINS.

NOTICE

SUR LES

EAUX MINÉRALES

FERRUGINEUSES ACIDULES FROIDES

DE PROVINS,

PRÉCÉDÉE

D'UN ESSAI

SUR LA TOPOGRAPHIE MÉDICALE

DE PROVINS ET DE SES ENVIRONS,

PAR NAUDOT,

D.-M., Inspecteur des Eaux minérales, Médecin des Épidémies et du Bureau de Bienfaisance.

Je jure que jamais l'intérêt ni l'envie
Par leurs lâches conseils ne souilleront ma vie.

Cabanis.

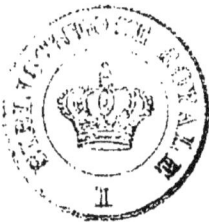
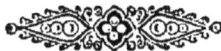

PROVINS.

LEBEAU, IMPRIMEUR-LIBRAIRE.

1841.

PREMIÈRE PARTIE.

* — • • — *

Topographie médicale.

La ville de Provins, chef-lieu de sous-préfecture, dans le département de Seine et Marne, est située à dix myriamètres sud-est de Paris, sur la grande route de Suisse; un grand nombre de voitures publiques la

1

traversent à toutes les heures du jour
et de la nuit. Sa longitude, à l'orient
du méridien de Paris, est de 57' 28";
sa latitude septentrionale est de 48°
33' 39".

Provins est divisé en Ville-Haute
et Ville-Basse : la Ville-Haute et ses
antiques fortifications dominent au
nord une vaste plaine élevée au-dessus
du niveau de l'Océan de 141 mètres;
au midi, elle commande une belle et
profonde vallée dont les bords sinueux,
fortement accidentés, sont interrom-
pus au nord et à l'est pour livrer
passage à deux petites rivières : le
Durteint et la Voulzie. La première
prend naissance à trois kilomètres au
nord de la ville, et fait mouvoir
plusieurs usines en suivant, vers le
midi, les contours d'un agréable et
frais vallon; la seconde, plus considérable, a sa source à l'orient de

Provins, au pied du village de Riche-
bourg, dans une étroite vallée où
débouche le profond et pittoresque
ravin de la Traconne. Ces deux rivières, après avoir traversé la Ville-
Basse, se réunissent, et, sous le nom
de Voulzie, se dirigent vers le sud-
ouest, recueillant dans un cours de
deux myriamètres, sur un terrain
d'alluvions, les eaux des ruisseaux
adjacents. La Voulzie, entraînée par
une pente de 45 mètres, va se jeter
dans la Seine, près de Bray, après
avoir fait mouvoir de nombreuses
usines. La force de ce cours d'eau
représente aujourd'hui une puissance
motrice de plus de 300 chevaux, puissance qui pourrait être aisément dou-
blée sans souffrir d'interruption, puisque la Voulzie et ses affluents ont la
précieuse propriété de ne pas tarir et
de ne geler jamais.

La Ville-Basse, création du moyen-âge, est bâtie en amphithéâtre sur le penchant du coteau, et se développe dans le fond du bassin, à 45 mètres au-dessous de la vieille ville, regardée longtemps comme l'*Agendicum* des Commentaires de César; rien n'annonce pourtant que ses constructions soient romaines (1). Mais, quelle que soit leur origine, nos belles ruines présenteront toujours un grand intérêt artistique.

Lorsqu'on a contemplé avec admiration les majestueux monuments, les fortifications imposantes de la Ville-Haute, et que l'on descend ensuite dans les plaines fécondes qu'elle domine, riches de moissons, semées d'opulents villages,

---

(1) On peut consulter sur cette question 'Hist. de Prov., de M. F. Bourquelot, imprim. à Provins chez Lebeau, 1840; 2 vol. in-8°.

coupées par deux grandes forêts ;
quand on parcourt cette vallée, ces
belles prairies où des eaux vives, em-
portées par une pente rapide, entre-
tiennent une vigoureuse végétation, et
répandent le mouvement et l'abondance, on est tenté de croire au premier
abord que ces terrains foulés avec
indifférence ont toujours été ce qu'ils
sont aujourd'hui. Mais ces idées s'é-
vanouissent dès que l'on descend
les ravins, que l'on explore le lit
desséché des torrents. On acquiert
alors la certitude que de grandes ca-
tastrophes ont bouleversé ce sol si
calme actuellement, et, au milieu
de l'étonnement qu'on éprouve, on
cherche à découvrir l'enchaînement
de ces prodigieux phénomènes et
la loi relative des antiques révolutions
du globe.

C'est ainsi que des excursions dans

nos campagnes, entreprises dans un but de pur agrément, ou pour obéir aux préceptes en usage pendant l'administration des Eaux Minérales, peuvent conduire à des découvertes intéressantes pour l'histoire ancienne de la terre, et devenir l'occasion de découvertes utiles, applicables aux diverses branches de l'industrie.

On reconnaît bientôt que le plus ancien de nos terreins est un vaste bassin de craie : immense dépôt marin avec ses coquilles, ses madréporites, ses silex pyromaques, ses bélemnites, etc. Après la retraite de la mer, la formation crayeuse reçut à des époques successives les divers terreins qui frappent ultérieurement les regards de l'observateur. La craie fut autrefois exploitée. Elle fournissait le Blanc de Savins, mieux connu sous le nom de Blanc d'Espagne ; cette industrie très-simple pourrait être reprise avec fruit et nous affranchirait d'un tribut prélevé par nos voisins.

Après une période de repos attestée par la complète dessiccation de la craie, une irruption marine déposa un banc puissant d'argile plastique sur une couche épaisse de lignite. Cette substance végétale, d'un noir de jais, fortement carbonisée, très-riche en éléments combustibles, et qui tient un rang égal à la houille dans les arts qui ont le feu pour mobile, fut déposée immédiatement sur la craie par le courant d'un fleuve immense qui rejeta dans les eaux plus tranquilles des baies et des golfes de son rivage, les bois bitumineux, et avec eux une multitude de corps organisés, tels que : des mollusques du genre des lymnées, des vertèbres de poissons d'espèces indéterminables, des amphibies de

proportions très-variées, depuis la
taille des plus petits sauriens jusqu'à
celle du gigantesque crocodile, les
fragments de la carapace d'une très-
grande tortue du genre trionix, quelques ossements d'oiseaux, ceux de
petits mammifères rangés dans la
famille des didelphes. Ces animaux
ont fui depuis un temps incommensu-
rable notre froid continent, et gagné
de plus chaudes contrées; c'est seulement sur les rives du Nil et du Gange,
ou dans les régions brûlantes de l'A-
mérique que l'on rencontre leurs con-
génères vivants. Des sulfures de fer
globuleux se trouvent mêlés aux li-
gnites; la simple exposition de ce minéral au contact de l'air suffit pour qu'on
en obtienne de l'alun et du sulfate de
fer utiles aux arts et à l'agriculture.

Les caractères chimiques de nos
argiles apprennent, et l'expérience

calcaires alternativement vertes et blanches; sur les marnes elles-mêmes est un dépôt terreux coloré en rouge-brun, dans lequel on trouve un minerai de fer globuleux, riche en métal. De nombreuses scories dispersées sur notre territoire attestent que ce minerai fut exploité à une époque absolument inconnue.

C'est sur cette terre, fortement imprégnée d'oxide de fer, que croissent avec tout leur éclat les roses d'origine orientale, à la suave odeur, aux pétales veloutées; c'est au sol de Provins, dont elles ont pris le nom, qu'elles doivent leur vive couleur purpurine et leur vertu médicinale.

Pendant la dernière période diluvienne, il s'est opéré un précipité de sables micacés, mélangés de grès volumineux dont les blocs arrondis semblent avoir été longuement roulés

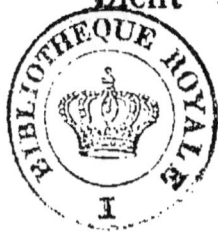

1.

par les eaux. La contexture de ces grès se prêterait très-bien à la fabrication des meules à aiguiser; ils sont débités en pavés ou en pierres d'appareils.

La formation des sables supérieurs se présente sous la figure de collines à larges bases, rangées comme une ceinture autour du bassin de Provins, dans un rayon d'un myriamètre environ; la crête de cette zone de sable forme la ligne culminante de notre territoire et le point de partage des eaux qui descendent les unes à la Marne, les autres à la Seine.

Si des bords du bassin de Provins, profondément creusé par la puissance illimitée d'un de ces cataclysmes qui enlevèrent les couches minérales déposées par des eaux tranquilles, on descend les pentes rapides couvertes de vignes, d'arbres fruitiers, de cé-

réales, de plantes légumineuses, qui
conduisent à la vallée, on trouve au-
dessous des herbes de la prairie un
limon d'attérissement formé par des
alluvions dont les rapides effets ont
exhaussé la vallée, sans épargner le lit
des rivières.

Pour rendre compte de ce phénomène important, suivons la marche
des attérissements amassés par le
Durteint au point où cette rivière
franchit les murs d'enceinte de la ville :
la prairie, au-delà des fortifications, est
un terrein de transport élevé de 2
mètres 30 centimètres au-dessus du
sol actuel de la ville, qui se trouve,
chose remarquable, de 55 centimètres
plus bas que le niveau de la rivière.
L'exhaussement extraordinaire de la
vallée du Durteint au-delà des murs de
la ville date de l'époque de leur construction (1230); ils firent l'office de digues

opposées aux inondations annuelles. Pendant les six siècles écoulés depuis cette époque, le sol de la ville n'est pas resté stationnaire; il s'est accru graduellement au point d'atteindre, terme moyen, deux mètres d'élévation dans les six derniers siècles. Pendant ce même laps de temps, les alluvions du Durteint en amont des fortifications ont donc été de 4 mètres 3o centimètres. Ainsi, la marche séculaire des attérissements a été pour la ville de 35 centimètres, et de 70 pour la vallée arrosée par le Durteint.

Il résulte de ces faits que, pour parer à la submersion des terreins déclives, pour assainir la ville et pour conserver les usines établies sur nos cours d'eau, les habitants ont un intérêt immense à approfondir le lit des rivières et à maintenir les eaux vives à un niveau invariable.

Lorsque l'on fouille la Ville-Basse à une petite profondeur, après avoir traversé le limon d'attérissement, on atteint le tuf impressionné et la tourbe, terreins historiques, et derniers produits des révolutions subies par nos contrées. Le tuf occupe tout le fond de la vallée; il doit son origine à la chaux carbonatée tenue en dissolution dans les eaux qui submergèrent notre bassin. L'acide carbonique, en se dissipant dans l'atmosphère, laissait en liberté la substance pierreuse qui se moula sur les plantes aquatiques, et en conserva les formes avec une grande pureté; telle est l'origine de ces pétrifications qui, avec le temps, finirent par repousser les eaux du bassin où elles se formèrent.

Pendant la formation du tuf calcaire, la tourbe naissait de la décomposition des végétaux aquatiques; cette tourbe

carbonisée à un haut degré constitue
un excellent combustible qui, s'il
n'était pas extrait pour remplacer le
bois de chauffage, mériterait de l'être
pour ses cendres qui sont un amendement très-estimé dans l'économie ru-
rale. Ce précieux combustible, oublié
par nos industriels, s'avance au midi
de Provins jusqu'aux bords du rivage
de la Seine, où il est remplacé par les
galets, les poudingues, et par beaucoup d'autres roches erratiques.

Le système hydraulique qui régit les
eaux de la Ville-Basse de Provins est
heureusement disposé pour que l'on
puisse créer de grandes et belles choses,
en lui donnant toute l'extension dont il
est susceptible. Les fontaines pourraient être doublées, et des eaux vives
distribuées dans les différents quartiers
de la ville laveraient les rues à des pé-
riodes très-rapprochées. La position

de nos rivières, l'abondance des sources environnantes permettent de réaliser ces améliorations.

Les eaux de nos rivières sont froides et dures; elles dissolvent bien le savon, quoiqu'elles ne soient pas dépouillées d'une certaine quantité de carbonate de chaux attesté par les concrétions déposées dans les canaux qu'elles parcourent. Elles sont très-peu poissonneuses. Cependant on y voit des lamproies, l'épinglier agile, le vairon aux couleurs métalliques, et un petit poisson très-délicat, appelé chabot, du genre *Cottus gobio;* elles nourrissaient autrefois de fort belles espèces d'écrevisses.

Dix fontaines publiques versent dans la ville une eau fraîche et salubre. L'eau des puits est dure, et donne un précipité abondant par les sels de baryte.

Tandis que la Ville-Basse possède

des eaux vives et pures, la Ville-Haute
ne dispose que des eaux pluviales
rassemblées dans des citernes, ou
d'une eau souvent avariée, tirée à
grand'peine de puits très-profonds qui
ne sont pas intarissables. Des améliorations appuyées sur des questions
d'hygiène domestique et de salubrité
publique sont hautement réclamées.
Que de soins, de peines n'épargnerait-
on pas aux habitants de la Ville-
Haute, si on parvenait à amener sur
la place du Châtel des eaux jaillissantes
versées par le joli monument gothique
qui en décore le centre! Deux moyens
se présentent pour réaliser ce projet:
le premier consiste à se servir d'une
chûte d'eau fournie par le Durteint,
pour mettre en jeu un bélier hydraulique, machine peu coûteuse et
très-capable d'élever, sur la place du
Châtel, une quantité d'eau suffisante

confirme qu'elles peuvent être employées à la fabrication de la *Porcelaine
compacte.* Déjà les carrières de Monte-
reau s'épuisent ; les argiles de Provins
commencent à y suppléer. Moulées en
creusets, elles ont soutenu sans altération la fusion de l'acier, une des
plus rudes épreuves auxquelles on
puisse soumettre l'argile apyre. Depuis
quinze ans, on fabrique avec cette
belle matière d'excellentes briques
réfractaires pour la construction des
hauts fourneaux.

Les dernières phases de la formation
argileuse se lient intimement avec l'apparition d'un premier dépôt de sable.
On observe en effet, à la partie supérieure du banc, des couches horizon-
tales de sable alternant avec l'arg le,
recélant des ossements d'animaux
perdus (*palæotherium*), des végétaux
exotiques et quelques coquilles ma-

rines. Ce dernier fait démontre que, si la nature du précipité a été changée, le fluide est resté le même.

Les dépôts arénacés se sont ensuite opérés sans mélange par une série de précipités dont les couches successives se distinguent entre elles par des nuances différentes.

Une ligne de stratification très-distincte isole parfaitement les sables de la roche calcaire. L'étude du système de superposition suivant lequel sont rangées les couches de chaux carbonatée, d'origine lacustre ou marine, les nombreux fossiles qui y sont enclavés, offre un vif intérêt scientifique.

Le calcaire lacustre de Provins, exploité de temps immémorial, est une véritable brèche formée de fragments peu volumineux, plus ou moins arrondis par le roulement des eaux.

Ces détritus proviennent de roches pré-
existantes dont on ne retrouve pas toujours les analogues dans nos contrées ;
ils furent enveloppés dans une pâte
calcaire qui en lia et en cimenta les
différents éléments. La pierre, ainsi
composée, est d'une excellente nature,
n'est pas gélive, et résiste parfaitement
à l'action désorganisatrice du temps,
comme l'atteste la conservation remarquable de nos vieux monuments ; elle
reçoit le poli, et ne le cède en rien à la
pierre de Château-Landon. On l'extrait
par assises d'un mètre d'épaisseur, tandis que les assises de la pierre de liais
ne portent que 3o à 4o centimètres ;
elle donne une bonne chaux que l'on
pourrait à peu de frais convertir en
chaux hydraulique, au moyen de notre
combustible minéral.

A l'époque où les eaux fluviatiles
envahirent notre bassin, transformé en

un vaste lac, les eaux tenaient en
suspension du carbonate de chaux,
nourrissaient d'innombrables tribus de
mollusques, dont une espèce gigantesque reçut une dénomination particulière (*Lymnea Naudotii*); elles furent
toutes ensevelies dans le précipité calcaire, et y révèlent avec certitude la
nature chimique du fluide dans lequel se forma la roche. La même roche
nous a conservé des graines du chara et
la dépouille de plusieurs espèces d'animaux : l'une d'elles est antédiluvienne,
les autres appartiennent à des genres
qui vivent encore à la surface du
globe, mais dans les zones inter-tropi-
cales; enfin, on y trouve une espèce
indigène de l'ordre des batraciens. La
parfaite conservation des fragments du
squelette des lophiodons, des sauriens,
etc., prouve d'une manière incontestable que ces animaux ont vécu sur

les bords du bassin qui reçut et
conserva leurs os. La présence si-
multanée, dans une même couche,
d'ossements d'animaux perdus et de
races vivantes était un fait ignoré,
lorsque je le fis connaître à l'illustre
Cuvier et à M. le professeur Andouin.
Mes observations furent publiées en
1819 dans les annales d'histoire na-
turelle (1).

Après la retraite des eaux douces,
qui déposèrent le calcaire à ossements,
une irruption de la mer précipita
dans le même bassin, sans révolution
violente, des marnes, puis un banc de
calcaire à cérithes de plusieurs mètres
d'épaisseur. Le grain fin et serré de
cette roche, sa teinte d'un jaune isa-
belle strié de lignes noires et de veines
cristallines, le brillant poli qu'elle re-

---

(1) Tom. 18

çoit lui donnent un aspect aussi agréable que celui du marbre de Sienne.

L'époque suivante fut marquée par
un nouveau cataclysme qui ramena
les eaux douces dans leur ancien
bassin; elles y déposèrent des marnes
argileuses suivies d'un troisième banc
de chaux carbonatée siliceuse. La
nature chimique du fluide un peu
changée modifia l'existence des êtres
organiques qui y vécurent; une certaine quantité de silice tenue en dissolution dans ces eaux éloigna les innombrables familles des lymnées et
des planorbes que l'on a remarqués
dans le premier banc de calcaire
lacustre.

Les marnes argileuses, qui servirent
de transition entre le calcaire marin
et les assises de la chaux carbonatée
siliceuse, sont parfaitement semblables
à la terre à foulon d'Hampshire; elles

renferment plusieurs variétés très-
rares de calcaire fibreux prenant par
le poli l'aspect du bois agathisé. Dans
le même gissement sont des marbres
d'une teinte claire coupés par des
zones noires à la manière des onyx,
et on peut profiter de cette disposition
pour en faire des camées d'un très-
joli effet. Là aussi on trouve des
albâtres animés de vives couleurs.

Le calcaire supérieur à la terre à
foulon est parsemé de veines de silex ;
quelques portions de cette roche,
véritable brèche, est d'une pâte très-
fine, colorée par l'oxide de fer ; il
prend le poli du marbre, et il a dans
cet état l'aspect, la couleur et la contexture de la brocatelle d'Espagne. La
carrière qui fournit le marbre, quoique
très-étendue, sera toujours d'une exploitation difficile à raison des veines
et du géode de quartz qu'il renferme.

Sur les marnes supérieures au calcaire précédent il existe une puissante
assise de pierres meulières ; ce silex
molaire, très-voisin de la surface du
sol, est employé à la construction ou à
l'entretien des routes d'empierrement.
Il pourrait être utilisé d'une manière
infiniment plus fructueuse, car il égale
en qualité les meilleures pierres meulières de la Ferté-sous-Jouarre, et
son exploitation deviendrait une bran-
che d'industrie très-importante. De
timides mais heureuses tentatives ont
été faites ; nos silex ont pris la forme
de meules de moulin ; mais tel est
l'empire des préjugés que ces meules
n'eussent point trouvé d'acquéreurs, si
préalablement elles n'eussent touché
les carrières presque épuisées de la
Ferté-sous-Jouarre.

Les pierres meulières sont recou-
vertes par plusieurs lits de marnes

aux besoins des habitants de la Ville-
Haute; le second serait de tenter la
perforation d'un puits artésien: projet
d'une supériorité incontestable sur le
précédent, si les résultats de cet art
nouveau pour nous n'étaient pas toujours problématiques. L'ensemble des
données géologiques qui précèdent
guidera le perforateur, et lui révélera la
nature des travaux qu'il aura à entreprendre, leur étendue et les espé-
rances qu'il devra raisonnablement
concevoir.

La direction habituelle des vents est
facile à déterminer d'après la configu-
ration du terrein; on peut prévoir, en
étudiant le sol, que le vent qui souffle
le plus ordinairement est celui du
sud-ouest. Il dérive du grand courant
atmosphérique qui accompagne le
cours de la Seine; déjà chargé d'humidité, il s'engage dans notre vallée

où il rassemble de nouvelles vapeurs aqueuses qui s'y condensent et finissent souvent par se résoudre en pluie.

L'air que l'on respire à la Ville-Haute est vif, pur et fréquemment renouvelé; celui de la Ville-Basse, moins agité, est doux et souvent saturé d'une humidité qui est heureusement neutralisée par le vent du nord-est.

La moyenne de la température, prise sur un grand nombre d'années, est de onze degrés Réaumur.

La flore provinoise est aussi riche et non moins belle que celle des environs de Paris, et nos champs promettent à l'entomologiste d'abondantes récoltes.

Le seul reptile dangereux, la vipère, s'y rencontre très-rarement.

Pendant le cours du moyen-âge, Provins, sous le nom de *Castrum*

Pruvini, fut le séjour aimé des comtes de Brie et de Champagne. Le palais de ces princes, construit au sommet de l'escarpement méridional de la Ville-Haute, s'élève dans une admirable position ; ces lieux, voués au culte des muses par le chantre harmonieux de la reine Blanche, sont depuis long-temps consacrés aux études classiques de la jeunesse ; puissent-ils exercer sur les élèves, qui viennent chercher dans notre collége une solide instruction, quelque peu de l'influence à laquelle le comte Thibault dût ses plus brillantes inspirations !

Provins possède une école primaire supérieure, une école d'enseignement mutuel et un grand nombre de classes pour les études inférieures.

Les maisons de la Ville-Haute sont, pour la plupart, construites en bois. Au-dessous de ces habitations de mince

apparence, sont creusés de nombreux
souterrains dont les voûtes ogivales ou
cintrées, soutenues par de nombreuses
colonnes, attestent l'ancienne splen-
deur de la ville. Des galeries partant de
ces premières salles, et pratiquées dans
les carrières, s'avancent au loin, s'en-
trecroisent, et forment ainsi un vaste
labyrinthe. On rattache une partie de
ces ouvrages à un système de construction militaire; mais l'industrie
manufacturière et commerciale de
Provins, très-florissante sous le système féodal, peut très-bien rendre
compte de la plus belle partie de ces ,
étonnantes constructions. Les galeries
souterraines sans usage aujourd'hui
pourraient être employées à la culture
des champignons, comme le sont les
carrières abandonnées des environs de
Paris.

On trouve à la Ville-Basse de jolies

habitations avec des jardins spacieux.
Deux maisons de bains se trouvent
près des belles promenades qui en-
tourent la ville : l'un de ces établissements est situé sur la voie la plus
habituellement suivie pour aller aux
Eaux minérales ; l'autre, plus au centre
de la ville, distribue des bains à domicile.

Parmi les établissements publics les
plus intéressants on compte deux
hospices richement dotés. L'Hôpital-
Général, fondé par Thibault-le-Chan-
sonnier pour une communauté de
Cordelières, en dehors des murs de la
ville, sur le bord méridional du bassin
de Provins, dans une belle et saine
exposition, est rafraîchi par des eaux
vives et abondantes dont le superflu
alimente l'Hôtel-Dieu et quatre fontaines dans la ville. Il contient 120 lits
destinés aux vieillards et aux orphelins

des deux sexes. D'importants change-
ments s'opèrent dans ce vaste local; ne
serait-ce pas le moment d'apporter des
améliorations qui semblent devenues
nécessaires dans l'éducation des orphelins? ne serait-il pas possible de
donner aux enfants une profession
dont l'apprentissage ne serait point
onéreux? Les vieillards mêmes trouveraient dans les ateliers des occupa-
tions proportionnées à leur force, et le
travail débile à divers titres contribue-
rait à enrichir l'établissement.

Le Grand Hôtel-Dieu, édifice très-
irrégulier, placé entre la Ville-Haute
et la Ville-Basse, servit originairement
de résidence aux comtesses de Blois
et de Provins, puis d'asile aux pé-
lerins; il était alors régi par une
double communauté d'hommes et de
femmes. Aujourd'hui c'est un Hôpital
civil et militaire; il compte, dans les

temps ordinaires, 111 lits répartis en
six salles, où sont reçus annuellement,
terme moyen, neuf cents malades. Au
rez-de-chaussée, trois salles sont desti-
nées aux femmes : l'une d'elles est
réservée aux accouchements, une
autre au traitement des syphilitiques;
au premier étage, on trouve deux
salles pour les militaires et une pour les
malades civils. Le service médical des
deux Hôpitaux est confié à un médecin
et à un chirurgien; ils sont desservis
par des religieuses de la congrégation
de Nevers. On pourrait créer à l'Hôtel-
Dieu, où tous les genres de douleurs
sont rassemblés, une école clinique
pour les garde-malades qui seraient
alors dignes de ce nom. La fondation
de l'Hôtel-Dieu repose sur des bases
éminemment philanthropiques; il est
ouvert aux étrangers comme aux
Provinois, et le voyageur harassé de

fatigue peut encore s'y reposer trois
jours comme aux premiers temps de
son antique origine.

Un Bureau de Bienfaisance, en ré-
pandant chaque jour de nombreux
secours aux indigents, a presque éteint
la mendicité ; un médecin est chargé
de visiter les pauvres malades à leur domicile, et les médicaments jugés nécessaires sont dispensés sans parcimonie.

Dans les dernières années, deux
glacières ont été créées; ces établissements, considérés sous le rapport
médical, sont d'un grand intérêt.

Un Hôtel-de-Ville de la fin du xvᵉ
siècle, orné de délicieuses sculptures
(1), fut en 1821 la proie des flammes;

---

(1) Voyez l'ouvrage de M. Dusommerard
intitulé : *Vues de Provins,* 1822, in-folio,
Lebeau, impr.; et celui de M. Bernard, —
Recueil des Monuments inédits de Provins, 1830,
in-4°; Lebeau, impr. à Provins.

sements, de diarrhées intenses; elle prit aussi les apparences de la pneumonie et de la pleurésie, etc. L'hiver qui suivit ne fut point humide; le vent du nord souffla constamment pendant le printemps de 1785, l'atmosphère purifiée de tout miasme délétère, l'épidémie cessa.

On combattit cette épidémie par le quinquina; mais à cette époque on maniait ce médicament avec timidité; on unissait parfois l'écorce du Pérou avec le tartre stibié. La nullité des effets thérapeutiques de cette mixture, composée de deux médicaments héroïques, frappa mon père qui, pressentant leur neutralisation réciproque, signala ce fait important au monde savant. Les chimistes s'emparèrent de cette découverte, et leurs recherches démontrèrent la justesse de l'observation clinique.

2.

Vingt ans plus tard, dans des circonstances atmosphériques identique-
ment les mêmes, une épidémie de
fièvres intermittentes pernicieuses sévit
encore sur Provins pendant trois
années (1800 à 1804). Elle céda comme
la précédente à un changement dans
l'atmosphère. Le vénérable docteur
Cardon, doué d'un tact médical par-
fait, fort des observations fournies par
l'épidémie précédente, administra le
quinquina à très-haute dose, et triom-
pha de cette formidable maladie avec
un bonheur inoui.

Il ne reste plus, pour compléter
l'historique des maladies graves observées à Provins, qu'à nommer le
typhus contagieux, importé en 1813
par les soldats échappés à la désastreuse
campagne de Moscou, et le choléra-
morbus asiatique qui se montra en
mai 1832; il fut pour nous moins

meurtrier que pour plusieurs autres localités du département.

Ces maladies populaires dont la ville de Provins fut, dans les temps anciens, trop souvent le théâtre, ne se sont pas renouvelées depuis quarante ans, et sont éloignées à jamais avec les causes principales qui les développèrent. Les fièvres intermittentes printannières et automnales ont disparu. Depuis 1804, les progrès de l'agriculture ont amené de très-importantes modifications dans les terreins bas et humides de nos environs; les défrichements ont été considérables; nombre d'étangs insalubres ont été taris pour faire place à de belles prairies; les terreins déclives ont été desséchés, coupés par des canaux d'irrigation qui ne permettent plus aux eaux pluviales d'y stagner; d'immenses plantations, habilement distribuées, contribuent efficacement

à l'assainissement du sol et de l'atmosphère.

Pour compléter le système de dé-
fense opposé aux inondations qui dé-
solèrent trop souvent notre cité, et
appelèrent sur elle des épidemies
meurtrières, une digue en terrasse-
ment, ornée de belles plantations, fut
élevée autour de la ville. Cette digue
commence au déversoir du Durteint,
dont la fonction est de régler la quantité d'eau importée dans la ville, et de
rejeter l'excédant dans un large fossé
creusé en dehors des murailles, d'où
il va se perdre dans la Voulzie. Dans
les temps ordinaires, la rivière suffit
pour emporter les eaux que lui envoie le Durteint; mais, lors des grandes
et subites crues d'eau, la Voulzie cou-
lant à pleins bords rejette dans le
canal, véritable rivière artificielle, les
eaux que son lit ne peut plus contenir.

Le canal, inférieur au niveau de la
rivière et beaucoup plus large qu'elle,
présente un abaissement qui n'est pas
de moins de 5 mètres, à partir de la
première écluse; il remplit dans ce
cas l'office d'un large fossé émergent
qui supplée à l'impuissance de la rivière. Ce canal, dont on ne soupçonne
pas l'utilité actuelle, si calomnié à sa
création, concourt cependant très-effi-
cacement à nous préserver des ravages
causés par les inondations; à ce titre,
sa conservation devient une mesure de
sûreté générale, et il restera comme
un dédommagement des pertes que
cette entreprise inachevée a causées au
pays.

La population de Provins était très-
considérable aux jours où son industrie
manufacturière mettait en œuvre 3,000
métiers à tisser la laine, où l'on comp-
tait dans ses murs de nombreux ateliers

de coutellerie et de tisserands; lorsqu'enfin son commerce s'étendait dans toute l'Europe. Depuis bien des siècles, ses fabriques sont fermées, ses foires ont perdu toute leur importance, ses faubourgs ont disparu, et l'enceinte de ses murailles renferme un espace qui n'est nullement en rapport avec le nombre de ses habitants. En 1780, le chiffre de la population était de 5,020 individus; en 1841, elle est de 6,000 âmes, non compris une garnison permanente.

Les fabriques et manufactures sont très-peu nombreuses à Provins; on n'y compte qu'un petit nombre de tanneries; les usines à moudre le blé ont seules de l'activité. Le commerce d'exportation consiste en bois de chauffage et de charpente; mais le commerce le plus étendu est incontestablement celui des céréales. Une halle au blé ancienne et trop petite actuellement est relevée sur des bases plus larges. Les vins grossiers de nos coteaux sont consommés dans le pays. Les fourrages sont insuffisants. Les légumes sont bons; les fruits excellents, surtout ceux de la Ville-Haute. Beaucoup de nos comestibles contribuent à l'approvisionnement des marchés de Paris.

l'incendie dévora en même temps
10,000 volumes renfermés dans ce
charmant édifice où *la Société d'agriculture, sciences et arts,* tenait ses
séances : muette depuis vingt ans,
il est à désirer que cette association
reprenne ses utiles travaux. La biblio-
thèque publique, création toute nouvelle, due aux soins de M. Bourquelot,
maire, se compose déjà de 7,000 volumes ; on y voit des manuscrits précieux, plusieurs tableaux et quelques
objets d'art, éléments d'un futur
musée. Espérons que cette collection
intéressante sera placée dans l'antique
hôtel de Vauluisant, dont les formes se
rapportent à la gracieuse architecture
du XIIIe siècle; on a utilisé les belles
voûtes du rez-de-chaussée en y plaçant
les pompes à incendie et leurs agrès.

L'hôtel de la mairie et la salle de
spectacle sont au centre de la ville.

Le nombre des fondations religieuses est un des symptômes caracté-
ristiques de la prospérité des villes
au moyen-âge. A cet égard, Provins
n'avait rien à envier aux cités les plus
opulentes. Aujourd'hui ce qui reste
des édifices chrétiens légués par les
anciens temps a reçu diverses desti-
nations. Presque toutes les églises
gothiques, les vieux monastères ont
été consacrés à des établissements
publics. Le couvent des Cordeliers
est devenu tout à la fois le palais
de justice, le tribunal de commerce,
celui de la justice de paix et la maison
de détention. La sous-préfecture occupe une partie des bâtiments où en-
seignaient les savants Bénédictins, et
qui, au XIIe siècle, servirent d'asile à
Abailard proscrit. Le nouveau quartier
de cavalerie a été construit sur les
ruines et dans les jardins des Bénédic-

tines. La caserne de la gendarmerie
occupe une portion des bâtiments de
la Congrégation ; dans une autre partie
de cet immense enclos, on a élevé un
pensionnat pour les jeunes demoiselles,
succursale d'une maison religieuse d'é-
ducation établie dans l'ancienne maison
claustrale des Jacobins.

Trois églises, remarquables par l'é-
légance de leur architecture ou par leur
ancienneté, sont restées debout.

Les lieux de sépulture, qui doivent
être rigoureusement loin de toute ha-
bitation, sont ici trop rapprochés de
la ville. Le cimetière de la Ville-Haute,
un peu étroit, vient d'être agrandi ; il
serait à désirer qu'il fût planté de
grands arbres, dont l'influence pour
neutraliser les émanations insalubres
n'est pas douteuse. On n'a pas à former
le même vœu à l'égard des cimetières
de la Ville-Basse, qui sont coupés par

de grandes et belles plantations; mais leur situation n'est pas heureusement choisie. Ils sont resserrés entre les murs de la ville et le coteau du mont Jubert; l'air ne se renouvelle pas assez librement dans cette espèce de gorge.

Une importante remarque doit être ici consignée; elle est relative aux inhumations qui se font généralement d'une manière trop précipitée. De sages et prévoyantes ordonnances sont tombées en désuétude; et, pourtant, si on songeait combien les signes de la mort réelle sont difficiles à discerner de ceux de la mort apparente, on frémirait en voyant la légèreté avec laquelle on accorde les permis d'inhumation....

La construction très-prochaine d'un abattoir nous délivrera pour toujours des émanations délétères inséparables des boucheries dans lesquelles on abat les animaux. Dans nos abattoirs, toutes les substances organiques qui étaient naguères dangereuses pour la santé publique seront converties en produits utiles, et deviendront le germe d'un genre d'industrie nouveau pour nous. On sait que ces matériaux immondes incinérés donnent le noir animal, ou que, traités par des procédés chimiques plus savants, ils fournissent du bleu de Prusse. On verrait alors disparaître de nos campagnes le hideux spectacle des voiries, et la ville serait en même temps purifiée par l'enlèvement régulier et rapide des substances animales qui y sont dispersées.

Les habitants sont commodément logés; nulle part on ne rencontre de grandes agglomérations d'hommes. Le régime alimentaire est salubre. La constitution des Provinois, en général un peu lymphatique, imprime à leur caractère une teinte de douceur qui se

retrouve dans **tous** les actes d'une vie
prolongée très-souvent jusqu'à l'extrême vieillesse ; les maladies observées
le plus ordinairement sont plutôt
marquées du cachet de l'anhémie que
franchement inflammatoires.

Anciennement des fièvres intermittentes se montraient périodiquement
au printemps et à l'automne; elles
prirent souvent le caractère épidé-
mique, et revêtirent parfois la forme
de fièvres pernicieuses.

Retraçons ici les caractères principaux
d'une épidémie de fièvres intermittentes pernicieuses, décrite par mon
père, médecin des hôpitaux et des
épidémies, dans un recueil intitulé :
*Observations faites dans les Hôpitaux
civils;* imprimé en 1785. Les premières
fièvres intermittentes graves sévirent
au nord de Provins, en 1781, sur les

villages de Champcenetz, des Maréts,
de Courchamp, etc. Puis elles se propa-
gèrent vers le sud, et étendirent leurs
ravages sur la ville au printemps de
1782. La cause de l'épidémie fut attribuée alors aux fouilles entreprises l'année précédente, pour le creusement
d'un canal de grande communication,
destiné à faire participer Provins aux
avantages de la navigation de la Seine.
Mais, si l'on se souvient que les terreins remués pour cette opération
sont de formation sédimenteuse, mélangés de tourbe, on restera convaincu
qu'ils ne sont pas capables de produire
à eux seuls des émanations si funestes
à la santé publique. Il faut donc en
chercher la cause ailleurs. Un hiver
pluvieux avait amené une inondation
générale; l'eau pénétra dans toutes les
maisons et y laissa en se retirant un
limon fétide et une humidité extrême;

les prairies longuement inondées, les
bas-fonds submergés formaient autant
de marais fangeux, desséchés graduellement par l'action d'un soleil dévorant
qui volatilisait les miasmes putrides
qu'un vent permanent du sud-ouest
projetait sur la ville ; les vapeurs
épaisses et infectes où Provins était
immergé, une température très-chaude
combinée avec l'humidité, telles sont
pour nous les véritables causes de
l'épidémie attribuée injustement aux
travaux du canal.

Les deux premières années furent peu
meurtrières, mais pendant la troisième
(1784), la maladie populaire prit le
caractère de fièvres pernicieuses, affectant tous les types, présentant le
plus ordinairement l'état comateux de
l'apoplexie, ou bien revêtissant par
fois les formes insidieuses d'une cardialgie accompagnée d'atroces vomis-

SECONDE PARTIE.

―――∽∾∾⊂―――

Historique, Analyse des Eaux minérales ferrugineuses acidules froides de Provins.

Sur une vaste et magnifique promenade, au nord de la ville, à l'entrée d'un vallon qui conduit par d'agréables sentiers aux sources du Durtcint, surgit la fontaine des Eaux minérales ferrugineuses acidules froides de Provins.

5

Ces eaux minérales furent découvertes en 1648 par Michel Prévot,
auquel les Provinois accordèrent en
reconnaissance plusieurs immunités.
Pierre Legivre , contemporain de
Michel Prévot, concourut puissam-
ment, par ses ingénieuses expériences
et par ses nombreux écrits, à établir
solidement la réputation des eaux
minérales de Provins, et, à ce titre,
partagea avec l'inventeur la gratitude
de ses concitoyens.

En 1653, Legivre découvrit à l'o-
rient de la ville, sur le chemin du
joli village de S.-Brice, près de l'église
de Notre-Dame-des-Champs, une
source d'eau ferrugineuse, beaucoup
moins minéralisée que la première,
qui fut abandonnée peu d'années
après, et disparut, ainsi que le monument religieux, sans laisser aucune
trace de son existence.

Les eaux de notre fontaine minérale,
contenues primitivement dans un bassin étroit, mal garanti des atteintes
extérieures et des inondations, furent,
en 1805, enfermées dans un ædicule
élégant, dû à la gratitude d'un malade
qu'elles avaient rendu à la santé.

La ville de Provins, à laquelle la
Chambre des Députés a rendu la propriété des eaux minérales, vient d'a-
grandir l'édifice qui les abrite. Il a la
forme d'un parallélogramme allongé,
précédé d'un péristyle orné de quatre
colonnes d'ordre dorique, surmonté
d'un fronton.

Tout fait espérer que cet établissement
précieux, très-susceptible de prendre
une grande extension, recevra le développement qu'il mérite. Les eaux de
Provins, douées d'une énergie thérapeutique incontestable, peuvent, sans
éprouver de détérioration, être élevées

à la température de 40 degrés centi-
grades. Pourquoi donc, ainsi qu'à
Enghien et à Uriage, ne les chaufferait-
on pas pour les administrer en bains
et en douches? alors, devenues d'une
application bien plus générale, elles
rivaliseraient avec les établissements
thermaux les plus justement célèbres,
et, à mérite égal, la proximité de la
capitale leur assurerait la préférence.

Depuis la découverte de nos eaux,
beaucoup d'analyses en ont été faites;
aucunes ne sont comparables, et n'ont
donné des résultats parfaitement identiques. Cependant l'analyse publiée
par P. Legivre présente beaucoup
d'analogie avec celle donnée par les
célèbres chimistes Vauquelin et Thénard. Ce fait est d'autant plus remarquable qu'au xviie siècle la chimie ne
prêtait à notre savant compatriote
que des moyens très-imparfaits et

souvent trompeurs, surtout quand elle était appliquée à des recherches analytiques. Legivre, à force de sagacité et par des analogies bien déduites, avait plutôt deviné que prouvé que les eaux minérales, sujet de ses études assidues, n'étaient point vitrioliques, mais qu'elles étaient minéralisées par du fer oxidé, et contenaient un gaz qui leur donnait une acidité particulière.

Notre laborieux concitoyen, M. Opoix, publia une analyse dans le Journal des Savants, de l'année 1770, où il annonce que les eaux minérales de Provins contiennent des sulfates de fer, de chaux, et quelques autres substances dont les proportions par pinte sont les suivantes :

Sulfate de fer. . . . . 4 grains.
Sulfate d'alumine . . . . . 1 grain.
Sulfate de chaux. . . . . . 5 à 6 grains.

Sulfate de soude . . . . . . 1 grain.
Muriate de chaux.⎫
⎬ quantités inappréciab.
Matière grasse. . .⎭

Certaines propriétés remarquées
entre l'eau puisée à la source et l'eau
minéralisée artificiellement par la dissolution de sels à base de fer et d'a-
lumine, provenant de l'efflorescence
des pyrites martiales, conduisirent
M. Opoix à conclure que ces sels pou-
vaient devenir les succédanées de nos
eaux minérales naturelles. Il s'en
faut pourtant que ces substances,
connues en pharmacie sous le nom
de *Sels principes des Eaux minérales
de Provins,* soient identiques aux éléments qui minéralisent les eaux de
notre source, puisque ces sels sont
des sulfates de fer et d'alumine, tandis
que les eaux naturelles ne renferment que du carbonate de fer et du
carbonate de chaux. Néanmoins, mal-

gré cette divergence de composition, *les Sels dits des Eaux minérales* ont eu et ont encore des succès thérapeutiques.

Une substance pulvérulente qui a infiniment de similitude avec nos eaux minérales, et qui pourrait jusqu'à un certain point en tenir lieu, est le sédiment qu'elles déposent. Ce sédiment ne conviendrait-il pas, par exemple, aux sujets dont l'estomac se refuse à la digestion d'un assez grand volume d'eau. Il pourrait être employé aussi comme topique résolutif sur les tumeurs atoniques des scrophuleux, et remplacer avec avantage la terre cimolée dans les engorgements sous-cutanés, etc.

MM. Vauquelin et Thénard publièrent en 1813, dans le Bulletin de Pharmacie, l'analyse suivante des eaux minérales de Provins :

Proportions des principes par litre :

1.° Carbonate de chaux. . . . . . . 0^g 554.

2.° Fer oxidé. . . . . 0, 76.

3.° Magnésie . . . . 0, 35.

4.° Manganèse . . . . 0, 17.

5.° Silice . . . . 0, 25.

6.° Sel marin. . . . . 0, 42.

7.° Muriate de chaux.⎱
8.° Matière grasse . .⎰ quantit. inappréciab.

9.° Acide carbonique, 27 pouces $\frac{8}{10}$

Examinées en sortant de la source, les
eaux minérales offrent une teinte légèrement ocreuse ; une foule de corpus-
cules tenus en supension par un excès
d'acide carbonique altèrent leur transparence. Le contact de l'air et de la
lumière suffit pour leur faire perdre
plusieurs des propriétés essentielles qui
les constituent. Il se fait alors une double
décomposition presqu'instatanément :
des flocons d'un jaune pâle, composés
en grande partie de carbonate de chaux

rale, ils obtiennent un soulagement inespéré.

Parmi les nombreux faits qui pourraient être appelés en témoignage de la juste renommée dont jouissent nos eaux ferrugineuses dans le traitement des engorgements des viscères abdominaux, nous citerons, par un double motif, la cure éminemment remarquable d'un bienfaiteur de notre établissement, M. Magin, inspecteur général de la navigation intérieure. Dans sa jeunesse, M. Magin avait été atteint plus d'une fois d'inflammation au foie. Vers l'âge de cinquante ans, l'affection hépatique reparut avec une grande intensité; elle était caractérisée alors par une hypertrophie énorme du foie, ictère universelle, trouble des fonctions digestives, etc. Dans le cours d'un long traitement, il fit plusieurs voyages à Vichy, sans voir sa grave

5.

position s'améliorer. Réduit à un état vraiment désespéré, pouvant à peine se soutenir, ne supportant pas la voiture, il se fit transporter en litière à Provins. Dans le cours de la première saison, il se manifesta un amendement très-évident; deux saisons successives achevèrent sa guérison, et si, pendant sa longue carrière, il revint plusieurs fois visiter notre fontaine, ce fut par un sentiment de reconnaissance.

Les eaux de Provins impriment à l'appareil urinaire une forte impulsion; l'énergie de la sécrétion reinale s'en accroît et excite proportionnellement les contractions de la vessie. Cette circonstance est une présomption pour leur accorder de l'efficacité dans les douleurs néphrétiques et dans la gravelle. Effectivement, la copieuse émission des urines, devenues limpides et

moins acrimonieuses par la dissolution
des sels qu'elles contiennent dans une
grande masse de véhicule, calme de
prime-abord les coliques néphrétiques;
les canaux sont distendus et détergés
par la grande quantité des fluides qui
les parcourent, les concrétions calcu-
leuses et les graviers détachés des reins
par les flots du liquide sont entraînés
dans la vessie et expulsés ensuite par
un mécanisme analogue à celui que
cet organe emploie pour se débarrasser
des calculs d'origine vésicale, quand
toutefois ils ne sont pas trop volumineux. Cependant, nous avons vu
plusieurs malades rendre des calculs
d'une grosseur prodigieuse, et dispro-
portionnée en apparence avec la capa-
cité urétrale.

Legivre nous apprend que le premier malade qui fit usage de nos eaux
était un calculeux. Les cruelles dou-

leurs néphrétiques dont était tourmenté depuis plusieurs années le sous-prieur des Bénédictins cessèrent au bout de quelques jours, et bientôt des graviers de la grosseur d'un pois furent expulsés. L'exemple de cet homme courageux eut de nombreux imitateurs, et l'efficacité thérapeutique de la source ne fut plus problématique.

Par l'usage des eaux minérales de Provins, des malades rendirent des calculs urinaires profondément altérés : les uns corrodés et comme perforés, les autres, manifestement amoindris, montraient à découvert les couches concentriques qui revèlent le mode de leur formation. D'après ces observations, on ne peut refuser à ces eaux une force dissolvante qui diminue le volume des calculs et facilite ensuite leur expulsion. Cela posé, on est en

droit de conclure qu'elles sont douées
d'une puissance neutralisante qui deviendrait utile même après les opéra-
tions, puisqu'elles s'opposeraient à la
formation de la gravelle et prévien-
draient l'agglomération dans la vessie
ou dans les reins de nouvelles concrétions. D'où provient la désagrégation
remarquée dans la contexture des
corps inorganiques soumis à leur
action? Ne serait-on pas tenté d'en
chercher la cause dans les obscures
mais incontestables réactions électro-
chimiques?

Les considérations précédentes nous
ont conduit à entreprendre une série
d'expériences pour éclaircir et dégager
de toute obscurité un fait d'une si
haute importance. Nos recherches
n'ont point été sans résultat; plusieurs
calculs ayant été mis en macération
dans nos eaux minérales, leurs formes,

dans un temps très-court, ont été
altérées, et leur volume a sensiblement diminué. De nouveaux essais
répétés avec tous les soins que mérite
cet intéressant sujet confirmeront, il
faut l'espérer, la précieuse propriété
que nous reconnaissons inhérente à
notre fontaine.

Après avoir débarrassé les calculeux
de leurs intolérables douleurs, par un
nouveau bienfait, les eaux font disparaître les désordres amenés par le séjour prolongé des pierres dans la vessie.
Leur vertu fortifiante, en réveillant la
force contractile des fibres muscu-
laires de la vessie, concourt à la cure
des incontinences d'urine et des ré-
tentions atoniques. « Un maistre en
» chirurgie de Prouins, Tabut, estant
» attaqué d'une colique bilieuse et
» néphrétique, au mois de décembre
» 1656, après avoir essayé de le guérir

» par les remèdes ordinaires, et
» l'ayant traité l'espace de quinze
» jours sans luy pouvoir diminuer
» les douleurs qui le tourmentoient
» si fort qu'il ne reposoit ny jour ny
» nuit, je luy conseillay, dit Legivre,
» d'user de nos eaux minérales; en
» moins de quatre jours, il se trouva
» quitte de ses douleurs, urina sans
» peine et sentit ses reins tout-à-fait
» dégagés; ce qui luy apporta un grand
» repos et le rétablit en sa première
» santé. »

C'est encore à leur vertu tonique
qu'il faut recourir pour la cure des
affections catharrales de la vessie et
pour tarir les blénorrhagies chroniques.

La chlorose, cette maladie caractérisée par la décoloration du teint, par
un affaiblissement profond et intime
de l'organisme, frappant d'inertie les

fonctions physiques et morales, trouve une guérison assurée dans l'usage de notre source ferrugineuse. C'est en effet dans la classe des préparations martiales, de l'assentiment des médecins de tous les siècles, que l'on puise les moyens les plus héroïques pour combattre cette funeste cachexie. Le fer redonne au sang sa brillante couleur, les forces épuisées se raniment, les fonctions languissantes reprennent de la vigueur, et bientôt, sur ces êtres naguère débiles, on voit renaître la fraîcheur et la vivacité.

Leur nature ferrugineuse et acidule les appelle à rendre les plus éminents services à l'enfance maladive, à la chétive jeunesse atteinte trop souvent, dans les grandes villes surtout, de ces maladies lymphatiques, scrophuleuses, portées jusqu'à l'affreux rachitisme.

On peut se convaincre facilement

et d'oxide de fer, se précipitent au
fond du vase; une pellicule irisée,
provenant de quelques atomes de matière bitumineuse, couvre la surface de
l'eau qui, acquérant une limpidité
qu'elle n'avait pas, perd en même temps
son odeur, sa saveur, et ne prend
plus, par l'addition de la teinture de
noix de galle, cette couleur d'un violet
foncé que ce réactif lui donne au sortir
de la source. On doit inférer de cette
observation que nos eaux minérales
ont besoin, pour conserver toutes leurs
propriétés médicinales, d'être trans-
portées dans des vaisseaux non trans-
parents et parfaitement clos.

Les perturbations atmosphériques
exercent une très-grande influence sur
ces eaux. Quand le temps est orageux,
que l'électricité surabonde, que la
pression de l'air est sensiblement
amoindrie, il s'opère une sorte de

désagrégation dans les éléments constitutifs des eaux ; une partie du gaz acide carbonique se rassemble à la surface du liquide sous forme de bulles ; les éléments métalliques troublent sa transparence, et il émane de la source une odeur acide et ferrugineuse qui n'est pas aussi prononcée lorsque le temps est calme.

La saveur de nos eaux est fraîche, piquante, ferrugineuse, un peu acide et légèrement astringente. Si on les enferme dans des vases hermétiquement bouchés, et que l'on communique à ces vases une légère chaleur, le gaz dilaté les fait éclater.

Leur pesanteur spécifique est à celle de l'eau distillée comme 3 est à 1. L'aréomètre s'y enfonce jusqu'à zéro, comme si l'instrument était plongé dans l'eau distillée.

Le mode que la nature emploie pour

minéraliser nos eaux est encore un mystère. Ne voulant nous livrer à aucune hypothèse à ce sujet, nous nous bornerons à consigner ici la nature des couches de terreins qu'elles traversent :

1.° Limon d'attérissement composé de carbonate de chaux, de sable et d'oxide de fer . . . . 4 mètres.

2.° Terre argileuse d'une couleur fauve d'abord, gris ardoise ensuite, puis noirâtre, exhalant une forte odeur ferrugineuse semblable à celle des eaux minérales. . . . . . . 3 —

3.° Matière noire compacte, composée de substances végétales passées à l'état de lignite, d'argile, de quelques débris organiques et de sulfure de fer . . . . 4 —

_____

11 mètres.

_____

L'eau qui jaillit après la perforation de ces terreins avait toutes les propriétés de notre fontaine; elle arriva en bouillant par le dégagement d'une grande quantité de gaz.

Propriétés médicinales.

Si l'analyse chimique des eaux minérales de Provins a présenté pendant longtemps des points litigieux, il n'en est pas de même de leurs facultés médicinales. L'expérience de deux siècles a prononcé à cet égard d'une manière péremptoire.

Elles appartiennent à la classe des eaux ferrugineuses acidules froides. La puissance tonique et stimulante dont elles sont douées, maintenue dans de justes limites par une sage administration, peut remplir une foule d'indications thérapeutiques.

Considérées comme toniques, elles donnent plus de fermeté, de consi-

stance aux fibres organiques, modi-
fient la constitution des fluides,
accroissent ou diminuent les sécrétions, et exercent un empire non
moins grand sur le système sensitif.
Leur faculté stimulante imprime à
l'organisme une impulsion salutaire
qui se propage jusque dans les dernières molécules organiques, accélère
le cours du sang, perfectionne l'hématose, active certaines fonctions trop
languissantes, régularise les autres,
répartit uniformément une douce
chaleur dans toute l'économie et tend
en un mot à ramener toutes les fonctions à leur état normal.

Ces deux facultés inhérentes à nos
eaux minérales, inséparables dans
leur action, produisent une série de
phénomènes extrêmement variés, qui
ont valu à leurs causes des dénomina-
tions très-diverses. C'est ainsi que nos

eaux sont regardées comme stoma-
chiques, emménagogues, fébrifuges,
diurétiques, sédatives, désosbstru-
antes, diaphorétiques, etc., et suivant
la nature des altérations morbides du
sujet qui en fait usage, la quantité
qu'il en ingère, et, enfin, le système
organique sur lequel elles agissent
plus particulièrement.

Administrées seulement en boisson,
elles portent leur première influence
sur la vaste surface gastro-intestinale
où elles produisent un effet composé
de l'impression de l'eau froide sur l'é-
conomie, et de l'action des substances
métalliques et gazeuses qui les minéralisent. Absorbées très-promptement
par les vaisseaux capillaires, elles parcourent rapidement le torrent de la
circulation, et déposent dans les dernières radicules du système vasculaire
des principes régénérateurs, impri-

mant aux organes atonisés le degré de
vitalité nécessaire pour qu'ils exécutent
convenablement les fonctions qui leur
sont départies par la nature. Puis, de
l'ensemble de ces diverses incitations,
surgissent une foule de réactions sym-
pathiques.

Des observations sans nombre attestent la puissante efficacité des eaux
ferrugineuses dans les différentes
nuances des gastrites, des gastéralgies,
des entérites et dans la multitude des
lésions intestinales passées à l'état
chronique, connues sous le nom de
dispepsie, de cardialgie, de pyrosie,
de coliques, etc., etc.

Si l'état bilieux ou muqueux est
dominant, en modifiant la sécrétion
du foie ou celle des intestins, elles
agissent à la manière des purgatifs,
expulsent les humeurs du tube intes-
tinal, et déterminent une révulsion

favorable, déplacent la force vitale et remettent de l'harmonie dans toutes les fonctions.

Les diverses lésions intestinales, surtout celles que les fièvres intermittentes rebelles laissent après elles, sont trop souvent la cause de l'hypertrophie des viscères abdominaux. Ces engorgements (obstructions) du foie, du pylore, de la rate, des glandes mésentériques subissent, par l'action des eaux martiales, de profondes et intimes perturbations dans leurs molécules, suivies de diminution dans leur volume, puis d'une résolution complète qui ramène les viscères à leur état normal, si toutefois la dégénérescence des tissus n'a pas atteint l'état squirrheux ou tuberculeux, et encore, dans ces cas désespérés, si les malades sont d'une constitution lymphatique, ou dans une anhémie géné-

de leur puissance curative en se pro-
menant le matin, pendant la saison
des Eaux, aux environs de l'établissement. Là, on est témoin des méta-
morphoses qui s'y opèrent. On ne voit
pas sans intérêt ces adolescents au
teint pâle, terne et livide, aux allures
languissantes, arrêtés dans leurs cour-
ses par de vives palpitations du cœur,
reprendre en peu de temps de la
vivacité; d'abord leur teint s'éclaircit,
puis s'anime, et bientôt ils renaissent
à la vie active de leur âge. Le médecin
constate que les glandes cervicales s'a-
trophient et finissent par se fondre,
que les ganglions mésentériques se
dissolvent, et que le centre circulatoire
ralentit ses battements; et il voit avec
plaisir la vie, l'animation s'infiltrer
dans tout l'organisme; résultat prin-
cipal d'une hématose plus parfaite.

Lorsque pendant la première jeunesse

4

un tardif développement dans la
menstruation tient seulement à l'i-
nertie du système utérin, l'usage des
ferrugineux est hautement réclamé,
et l'excitation que nos eaux portent
dans la circulation fait cesser les amé-
norrhées. Par un même motif, dans
un âge plus avancé, les suppressions
atoniques, les leucorrhées si opiniâtres,
enfin toutes les lésions chroniques du
système utérin ne résistent pas à leur
puissance curative. La stérilité elle-
même, quand elle peut être attribuée
à une constitution faible, détériorée
par une leucorrhée excessive, ou bien
lorsqu'elle tient à un défaut d'excitabi-
lité organique, peut disparaître avec
les causes qui l'entretenaient. On doit
en dire autant des pertes, des hémor-
ragies dépendantes de l'affaiblissement
de l'utérus.

Leurs actives propriétés ne peuvent

être opposées avec des chances égales de succès à toutes les maladies de poitrine: mais dans plusieurs de ces maladies elles peuvent être utiles. Leur succès est surtout assuré dans les affections catarrhales du poumon, arrivées à la période chronique, lorsqu'elles sont dépouillées d'éréthisme, que le pouls n'est pas fébrile, et que d'ailleurs les sujets sont d'une constitution lymphatique et peu ou point nerveux. Elles agissent, dans cette circonstance, principalement en détournant de l'organe souffrant, par une révulsion heureuse, la phlegmasie muqueuse qui y est fixée, et appelant à la périphérie du corps l'afflux des fluides, et souvent, aussi, en obligeant des éruptions exanthématiques à reparaître à la peau, ou bien encore en ramenant à l'état normal des flux périodiques supprimés ou incomplets. Bientôt l'expectoration de-

vient plus facile, diminue et cesse avec
la toux. Consécutivement l'organe res-
piratoire fortifié devient moins sensible
aux impressions atmosphériques.

Une observation générale, très-rassu-
rante à ce sujet, doit être consignée ici :
c'est que les malades qui viennent de-
mander la santé à notre source minérale, quelle que soit la nature des lésions qui les y amènent, n'y contractent
pas d'affections catarrhales du poumon,
et on ne voit pas ces maladies naître
chez les sujets qui en portent le germe ;
ceux même qui en ressentent les
atteintes éprouvent un soulagement
réel, quand ils ne guérissent pas radi-
calement. Nous invoquerons à l'appui
de notre opinion l'autorité de Legivre
et les expériences très-probantes qu'il fit
sur lui-même, le témoignage de mon
père, qui soutint sa thèse inaugurale
sur les effets thérapeutiques des Eaux

minérales de Provins, l'expérience presque séculaire de M. le docteur Cardon,
et la nôtre, si elle était de quelque poids
après des noms si recommandables.

En lisant le récit que P. Legivre nous a
laissé de sa maladie, on voit avec quelle
sage et méthodique hardiesse ce prati-
cien procédait dans ses expériences sur
nos eaux. Cette observation pleine d'intérêt n'a pas trait seulement au sujet qui
nous occupe actuellement ; elle répand
une vive lumière sur beaucoup de faits
pathologiques qui se rattachent aux divers modes d'action de ces eaux sur
l'économie vivante, et qu'elle a été leur
influence sur l'existence d'un sujet né
débile et maladif. « Je les pris, dit-il,
» en 1648 et 1649, pour des chaleurs
» très-grandes dans les hypocondres; il
» me semblait rendre le feu par la
» bouche.....; amertume à la langue,
» envie de vomir et même vomisse-

» ments, lassitude universelle, pesan-
» teur dans les reins, insomnie. Après
» de semblables signes, en 1653, il me
» survint, de juin à octobre, une fièvre
» double-tierce, et, par l'usage des
» eaux, j'évitai ces incommodités et
» devins frais; je recouvrai l'appétit et
» reposai la nuit fort doucement. Elles
» me purgèrent tout par les sueurs, les
» urines et les selles, et je jetai beau-
» coup de bile et de glaires..... Elles
» tempérèrent l'ardeur de mes viscères
» et fortifièrent mon estomac. Je n'en
» bus que dix jours cette année (1649),
» parce je n'avais pas encore l'entière
» connaissance du minéral qui y était
» mêlé..... Je fus donc, pour ce sujet,
» chercher de la mine de fer au mois
» de mars 1654, et m'échauffai telle-
» ment en cette recherche qu'il m'en
» survint un grand rhume et chaleur
» d'entrailles; ce qui me causait une

» fièvre lente avec toux importune ; ce
» qui me fit appréhender de devenir
» pulmonique... Je fis tous mes efforts
» pour m'en tirer, tant par la saignée
» que par la purgation avec la casse,
» observant un régime de vie rafraî-
» chissant, usant de petit-lait et de la
» décoction d'orge, lesquels remèdes
» me soulageaient, mais ne me gué-
» rissaient pas....... J'attendais avec
» impatience que le temps fût com-
» mode pour boire de nos eaux, que
» j'avais reconnues par mes expériences
» être simplement ferrugineuses, et
» par conséquent point nuisibles aux
» poumons. Sur la fin de juillet je m'ap-
« prochai des eaux et en bus l'espace
» de 5o jours, et par ce moyen chassai
» mon *rhume*, ma fièvre lente et les
» chaleurs excessives qui m'avaient tant
» tourmenté. Je repris mon embon-
» point et passai l'année suivante avec

» beaucoup plus de santé que les pré-
» cédentes. Au mois d'aout 1655, brû-
» lant dedans les entrailles et étant ac-
» cablé de *rhume,* je me raffraîchis à
» notre fontaine, buvant de leurs eaux
» l'espace de 22 jours; ensuite de quoi
» je me trouvai tout renouvelé.......
» tellement que, depuis 10 ans que je
» demeure à Provins, je n'ai jamais été
» incommodé que cette année, princi-
» palement de la poitrine qui a été
» exempte de ses fluxions ordinaires
» qui me faisaient tousser et cracher
» extraordinairement. Enfin, au mois
» de juillet 1656, étant attaqué d'une
» double-tierce, accompagnée de dou-
» leurs à la tête, au col et presque par-
» tout le corps, d'une amertume à la
» bouche, je me fis saigner, puis je me
» purgeai, puis je pris les eaux huit
» jours, je fus délivré de toutes incom-
» modités. Le 26 octobre en suivant,

veille de l'ouverture de la fontaine,
d'enlever le précipité vaseux pour re-
donner à l'eau toute sa limpidité et
toute son énergie médicinale. Guidé
par le même principe, chaque matin,
avant l'arrivée des malades, on a le
soin d'extraire une certaine quantité
d'eau et de puiser dans les couches
inférieures celle que l'on distribue
aux malades qui la boivent à l'instant
même.

On la prend le matin, une heure
ou deux après le lever du soleil,
lorsque les vapeurs dissipées par sa
présence ont rendu à l'air sa pureté.
En arrivant à la fontaine, les malades
affaiblis par de longues souffrances
ou fatigués par la course, jamais assez
courte pour des valétudinaires, doivent
se reposer un instant, surtout si cette
marche pénible a amené de la transpiration. Le premier jour, les malades

4.

boivent un verre d'eau équivalent à
deux décilitres environ; ils se livrent
ensuite à un exercice modéré pendant
vingt ou vingt-cinq minutes sur les
promenades qui environnent l'établissement. Quelques malades boivent un
second verre d'eau, mais rarement on
dépasse cette mesure pour la première
matinée. Le second jour on accroît la
dose d'un verre, et l'on en fait autant
les jours suivants, jusqu'à ce que l'on
ait bu dans l'espace de quelques
heures un volume d'eau égal à un litre
ou environ. Ordinairement on s'arrête
là; cependant on peut sans être incommodé ingérer une bien plus forte
proportion d'eau minérale. A l'origine
de la découverte de nos eaux, on les
administrait beaucoup plus largement;
on débutait par boire cinq ou six verres
d'eau, et successivement on allait jusqu'à douze, quinze, et même vingt

verres dans une matinée. On ne doit
point être surpris, d'après cela, si à
. cette époque elles avaient souvent un
effet purgatif; tandis qu'à petites doses
elles causent une constipation plus
ou moins opiniâtre. Au reste, la
quantité d'eau que doit prendre un
malade est basée sur son âge, sa constitution, la nature et la gravité de
sa maladie.

Le temps pendant lequel on prend
les eaux forme une période de vingt-
un jours. Si les trois septenaires que
l'on appelle une *saison* ne sont pas
toujours suffisants pour amener une
cure radicale, les malades éprouvent
au moins un soulagement extrêmement
notable, et parfois l'action salutaire des
eaux est appréciable dès les premiers
jours. Si après vingt-un jours les malades n'ont ressenti aucun des bienfaits
qu'ils venaient chercher, il faut en

cesser l'usage, sauf à les reprendre après quelques jours de repos. Les eaux ayant pour effet de ramener les maladies chroniques vers l'état aigu, il ne faut pas voir toujours dans la récrudescence des douleurs un symptôme fâcheux; il est cependant un terme où l'excitation ne peut être dépassée sans danger. Dans ce dernier cas, les malades éprouvent des malaises ,. de la soif, de l'amertume à la bouche, des nausées, de la sécheresse à la peau, et enfin de la fièvre.

L'ingestion de nos eaux produit au premier moment, dans l'estomac, la sensation, plutôt agréable que pénible, d'un léger froid. Rarement développent-elles de la pesanteur à l'épigastre; la digestion s'en fait avec facilité, la sécrétion urinaire est généralement très-active, et la nécessité de les évacuer se fait sentir impérieusement dans un court délai; à moins qu'elles ne réveillent l'action de la peau. Elles provoquent alors des transpirations plus ou moins considérables dans le cours de la journée ou dans la nuit. Elles ne sont pas seulement apéritives et sudorifiques, elles occasionnent aussi des évacuations alvines et accroissent toujours d'une manière plus ou moins perceptible l'activité des glandes salivaires.

Vers le milieu du jour, une somnolence quelquefois difficile à combattre s'empare des malades; ils ne doivent pas s'y abandonner sous peine d'être incommodés. Dans quelques circonstances, les eaux développent de la céphalalgie, de légers vertiges toujours très-fugaces et jamais redoutables; ce sont spécialement les sujets débiles et irritables qui ressentent ces indispositions. On peut rattacher ces phénomènes à plusieurs causes: l'insolation, l'odeur pénétrante émanée des eaux, portée à l'odorat par le gaz qui s'en dégage. Quelquefois, cette action sur les nerfs olfactifs est assez énergique pour produire chez les personnes en bonne santé une sorte d'ivresse; c'est notamment dans la saison chaude et sèche, lorsque les sources sont basses et que l'eau est agitée pour l'épuisement de la fontaine, que cet effet se manifeste le plus énergiquement.

Il est souvent nécessaire de prendre des bains généraux pour détendre la peau et produire une transpiration douce et facile. On peut boire, lorsqu'on est dans le bain, son dernier verre d'eau; l'estomac excité par une douce température digère les eaux plus aisément. Un établissement de bains près de la source permet de remplir aisément cette indication, mais,

si le malade ne peut se transporter à
la fontaine, et qu'il prenne les eaux
chez lui, des bains pourront être portés
à son domicile. Les bains sont encore
utiles pour détendre la fibre intestinale
et combattre le resserrement du ventre.
Si ce moyen est insuffisant ainsi que les
lavements, il devient nécessaire de
boire une infusion de séné avant d'aller
aux eaux, ou bien de mettre dans le
premier verre quelques grammes de
sulfate de magnésie en poudre. Enfin,
une grande quantité d'eau minérale
bue dans un court espace de temps
conduit au même résultat.

Les eaux prises à la source ont incontestablement plus d'efficacité; il est
cependant des malades qui ne peuvent
se transporter à la fontaine; alors on les
leur envoie dans des bouteilles de grès
hermétiquement bouchées. Il est d'autres malades qui ne peuvent supporter

l'impression de froid qu'elles déterminent dans l'estomac, et, quoique le
froid entre pour quelque chose dans la
vertu tonique des eaux, on est contraint
de les élever à une douce température
au moyen du bain-marie, après les a-
voir préalablement renfermées dans un
vaisseau clos, pour éviter la déperdition
d'un principe utile. Il est une troisième
classe de malades pour lesquels nos
eaux sont trop stimulantes : on doit
alors les couper, dans une certaine
proportion, soit avec du petit-lait, soit
avec une infusion chicoracée, de l'eau
de gomme, etc. , etc.

Le laitage est généralement contraire
aux preneurs d'eau; il leur est sévère-
ment interdit. Dans la pratique médi-
cale, le lait ne se prescrit pas sans un
examen attentif, et, dans des cas où il
est parfaitement bien indiqué, on rencontre souvent des malades qui le digè-

» ayant eu un grand rhume, je bus 12
» verrées d'eau qui m'incitèrent d'aller
» à la selle; ce qui me guérit....., et
» depuis, mon ventre a recouvré la
» liberté qu'il avait perdue. »

En résumant l'histoire de cette maladie, il est évident : 1° que l'on peut
prendre les eaux minérales toute l'année. Legivre ne craignit pas d'en faire
usage pendant les froids de novembre,
et cela pour guérir un rhume de poitrine. On ne voit pas pourquoi, en effet,
on s'abstiendrait de puiser à la source
dans tous les temps, quand on ne con-
naît pas de saison spéciale pour faire
usage des eaux minérales qui sont rassemblées dans les dépôts de Paris ;
2° qu'elles ont incontestablement une
influence bienfaisante dans les catarrhes
pulmonaires, quoique l'opinion généralement admise dans le public, et mal-
heureusement accréditée dans l'esprit

de quelques médecins, soit contraire à ce fait ; 3° qu'elles anéantissent la cause des fièvres intermittentes anciennes, et les causes peu connues de certaines fièvres lentes continues ; 4° qu'elles dissipent les affections gastriques et gastro-intestinales ; 5° qu'elles ont un effet purgatif quand elles sont bues en grande quantité.

Après avoir étudié les maladies sus-diaphragmatiques, celles qui attaquent le centre cérébral exceptées, et les maladies sous-diaphragmatiques, il reste à passer en revue des affections plus générales, telles que : les rhumatismes chroniques, toujours liés d'une manière plus ou moins apparente avec une lésion des voies digestives. Appliquées à ces maladies, déjà nos eaux minérales seraient utiles ; mais c'est surtout dans la rétrocession des rhumatismes sur quelques viscères importants

à la vie qu'elles développent leur puissance excentrique, favorisent le retour
de ces affections à leur ancienne résidence, pour l'expulser ensuite par des
crises dont l'organe cutané est le siége,
se manifestant au dehors par des sueurs,
par des exanthèmes, ou bien par la sécrétion urinaire de beaucoup accrue.
Quel que soit le mode que la nature
emploie, l'énergie de la peau en est aug-
mentée, et elle devient en même temps
moins apte à ressentir les effets du froid
et de l'humidité atmosphérique.

Leur puissance centrifuge trouve une
nouvelle application dans les maladies
hérpétiques anciennes, passées à l'état
chronique, surtout quand la délitescence des dartres s'est faite sur des organes internes ; elles les rappellent de
prime-abord à la peau, et donnent à
l'organe cutané une souplesse, une élas-
ticité et une vitalité qu'il n'avait plus.

Certaines névroses, affectant tout
l'organisme, troublent simultanément
ou isolément les fonctions. Nos eaux
vraiment sédatives, dans ces cas embar-
rassants, la périone d'irritation anéan-
tie, rétablissent l'harmonie dans toute
la machine organique, et leur vertu
calmante, mieux connue, sera appré-
ciée à sa juste valeur.

Sous l'influence médicatrice des eaux
minérales de Provins, la solution des
maladies s'opère par diverses voies.
Celle qui occupe le premier rang, parce
que la nature suit cette direction le
plus ordinairement, est une émission
considérable de l'urine. Les transpirations cutanées, plus ou moins fortes,
tiennent le second rang. Viennent ensuite, par un appel de la vitalité à la
périphérie, la réapparition ou la régu-
larisation d'évacuations naturelles, ou
le retour de sécrétions anciennes et cri-

tiques : ces différentes voies curatives
sont mises en activité isolément ou simultanément. Enfin, le retour d'un
principe rhumatismal, ou d'un vice
herpétique à la peau, ou d'un exan-
thème, dont la délitescence sur les organes intérieurs causait la maladie, deviennent encore une voie de guérison.

❧❧❧❧❧❧❧❧

Epoque de l'ouverture des Eaux. — Mode d'administration. — Effets immédiats et effets consécutifs.

Les époques les plus favorables à
l'usage des eaux sont au printemps,
en été et au commencement de l'automne. C'est en effet pendant la belle
saison que les forces de la vie sont le
mieux disposées à ces révolutions qui
facilitent la solution d'anciennes maladies. Nonobstant ces considérations,

deux époques dans l'année ont semblé préférables : la première saison commence au mois de mai et se termine à la fin de juin; la seconde s'ouvre au premier septembre et se termine vers le vingt octobre. Cette règle cependant n'est pas tellement invariable que dans l'intervalle on ne puisse faire usage des eaux avec un grand avantage. Outre les observations que nous avons citées, qui prouvent que l'on peut les prendre dans les temps les plus froids comme dans le cours des vives chaleurs, beaucoup de faits viennent se grouper autour de ces observations, et doivent encourager à faire de nouvelles tentatives. P. Legivre lui-même, d'une faible constitution, habituellement d'une mauvaise santé, raconte qu'il en fit un usage heureux pendant les jours caniculaires, bravant courageusement les préjugés de son temps; il confesse

que les malades qui imitèrent son
exemple s'en trouvèrent parfaitement
bien; il constata un phénomène in-
connu alors, c'est que les personnes
qui burent des eaux à cette époque
ressentirent une fraîcheur inaccoutu-
mée et l'absence d'altération dans cette
saison soumise à l'influence brûlante
de Sirius. Les bienfaits qui résultent
de la possibilité de prendre les eaux
toute l'année fut démontrée de nos
jours, notamment par l'exemple de
l'abbé Pasques, l'un des historiens
inédits de la ville de Provins : il portait
dès son enfance les germes d'une
maladie calculeuse; les concrétions
pierreuses formées dans les reins s'ar-
rêtèrent longtemps dans la vessie,
et mirent souvent la membrane muqueuse de cet organe dans un état
violent d'inflammation. Ce ne fut jamais en vain qu'il recourut dans toutes

les saisons à l'usage de ce précieux
agent ; elles. calmèrent toujours ses
douleurs néphrétiques, provoquèrent
l'expulsion de beaucoup de graviers,
et amenèrent plusieurs fois la guérison
radicale des affections catarrhales de
la vessie qui en étaient la suite. C'est
aussi à cette médication qu'il attri-
buait avec raison la prolongation sans
douleur de sa longue existence. Ces
observations suffisent pour démontrer
les avantages que quelques malades
trouveraient à prendre les eaux toute
l'année.

L'expérience a constaté que l'eau
puisée dans les couches inférieures
renferme plus de principes minéraux,
et que, par le repos, les couches su-
perficielles perdent une partie de leur
gaz, et par conséquent ont moins de
saveur. D'après ces considérations, on
a pris l'habitude de tarir les sources la

rent difficilement. Ne voit-on pas des
sujets, jouissant d'une très-bonne santé,
être incommodés par l'usage du lait.
Doit-on, après cela, s'étonner de le voir
éloigné du régime essentiellement tonique des preneurs d'eau? Pourtant, le
lait devient dans quelques circonstances
un auxiliaire très-utile. Ainsi on a vu
des malades pour lesquels les eaux
étaient trop stimulantes se trouver parfaitement bien de leur mélange avec le
lait. Nous avons souvent entendu ra-
conter à M. le docteur Cardon, à ce
sujet, l'histoire de la maladie de Mlle Ja-
quinot, de Troyes. Cette demoiselle,
âgée de 18 ans, vint à Provins pour
chercher le moyen de rétablir sa santé
altérée depuis plusieurs années. Différentes causes avaient supprimé la menstruation et amené la chlorose : la poitrine avait ressenti de si funestes atteintes
que l'on présageait la phthise pulmo-

5

naire. L'état de l'estomac était fort
mauvais, et, par une de ces anomalies
qui ne sont pas sans exemple, lorsque
l'on cherchait à calmer la toux et l'irritation de la poitrine, les douleurs d'estomac s'en accroissaient, et, si on parvenait à atténuer celles-ci, les symptômes de l'affection pulmonaire prenaient
plus d'intensité. L'état cachectique
ayant fait de rapides progrès, cette jeune
personne était tombée dans un marasme
affreux. La faiblesse était telle que,
lorsque l'on eut décidé qu'elle prendrait
les eaux minérales de Provins, on fut
obligé de porter la malade sur le bord
de la fontaine. Les premiers verres
d'eau occasionnèrent de la pesanteur à
l'épigastre, et l'oppression augmenta
manifestement. On parvint cependant
à faire passer les eaux en les coupant
par moitié avec du lait. A peine un sep-
tenaire s'était-il écoulé que Mlle Jaqui-

not sentit un mieux évident ; bientôt
elle put aller sans le secours d'un bras
de son logement à la fontaine minérale.
Sa santé s'améliorant de jour en jour,
elle put se livrer aux exercices prescrits
aux preneurs d'eau, tels que la promenade et la danse. Les douleurs de l'estomac se dissipèrent, la toux diminua
rapidement, l'oppression céda lors de
l'apparition du flux menstruel, le teint
reprit sa fraîcheur, et cette jeune
personne quitta Provins parfaitement
rétablie : une seule saison suffit pour
opérer cet heureux changement.

On corrobore par fois l'action tonique
des eaux par l'usage des conserves de
roses de Provins : c'est notamment chez
les sujets où l'anhémie et la prostration
sont extrêmement prononcées que ce
confortatif trouve sa place.

Il devient par fois nécessaire de pré-
parer à l'usage des eaux les malades

pléthoriques, par la saignée, les bains, les délayants, etc. Les sujets chez lesquels il subsiste encore des germes d'éréthisme ou une subirritation doivent être soumis à un traitement préparatoire; il en est de même lorsque les symptômes bilieux dominent.

◆◆◆◆◆◆◆◆

Préceptes hygiéniques.

Dans toute méthode curative, les secours offerts par l'hygiène furent toujours de puissants auxiliaires, et ils ne peuvent être séparés de la force active inhérente aux médicaments. Ils font donc partie intégrante de toute médication : ainsi, le choix des aliments, des boissons, les différents exercices gymnastiques, le changement d'anciennes habitudes, un air plus pur, etc., sont des choses dont l'importance est trop évidente pour que l'on ne doive pas en tenir compte.

L'étude approfondie de l'effet de nos eaux minérales sur l'économie vivante, et l'expérience de deux siècles ont démontré qu'il fallait observer rigoureusement les règles de la diététique sous peine de neutraliser l'action de ces eaux ou d'aggraver les maladies qu'elles eussent dissipées.

Quoique les eaux excitent l'appétit, on doit le satisfaire avec modération, et deux heures au plus tôt après l'ingestion du dernier verre : ce temps est nécessaire pour que leur digestion soit parfaite, et que les organes gastriques puissent suffire à un nouveau travail. La sobriété, la tempérance sont les vertus des preneurs d'eau.

Les aliments doivent être de facile digestion, et choisis parmi les substances animalisées, telles que bouil-

lons, potages gras, bœuf bouilli ou
rôti, viande blanche, poisson, œufs,
un peu de gibier, point de mets relevés
par des assaisonnements de haut goût.
Le beurre est proscrit, ainsi que les
mets dont il fait partie intégrante,
comme la pâtisserie, la friture, etc.
Les légumes grossiers, ou préparés au
maigre sont enveloppés dans la même
proscription; quelques légumes frais
accommodés au jus sont tolérés. Les
fruits crus troublent l'effet des eaux,
et sont en conséquence interdits.

Quoique le régime gras soit le mieux
approprié aux preneurs d'eau, on s'en
écarte quelquefois pour le remplacer
en partie par des aliments sucrés dont
l'action réparatrice ne porte aucun
trouble dans l'économie : ainsi, des
fruits en compote ne sont pas nuisibles;
le lait, qui est généralement interdit,
s'administre cependant avec succès dans

certaines affections de l'organe respi-
ratoire, liées à une susceptibilité trop
vive de l'appareil digestif.

On boit au repas un peu de bon
vin trempé d'une quantité d'eau va-
riable suivant les habitudes antécé-
dentes du malade et son genre de vie;
il faut s'abstenir des liqueurs alcoo-
liques et du café.

Nos eaux ne peuvent être prises
impunément. Leur action stimulante
et tonique excite des perturbations
très-remarquables sur l'homme sain,
qui se manifestent par de la céphalalgie, des vertiges, des nausées, etc. Les
accidents qui résultent de leur usage
mal entendu justifient les détails mi-
nutieux dans lesquels nous sommes
entrés sur le régime alimentaire.

Anciennement, pour développer la
soif, les buveurs d'eau mangeaient des
anis de Verdun ; actuellement le pain

d'épice a pris leur place. Ces substances, quand elles ne deviennent pas
nuisibles, sont au moins inutiles.

Les eaux prédisposent généralement
à l'accablément et à la somnolence; si
le sommeil de la nuit est doux, paisible
et réparateur, il faut se garder de se
laisser aller à celui qu'elles provoquent
dans le cours de la journée, d'une
manière souvent très-impérieuse, notamment après le repas, sous peine
d'éprouver de la céphalalgie, une pesanteur universelle et un mal-être presque fébrile; il faut combattre ces dis-
positions si contraires à la santé par
tous les moyens de distraction.

Parmi les exercices gymnastiques
qui se combinent le mieux avec l'usage
des eaux, on met au premier rang la
promenade; elle a l'immense avantage
de mettre en mouvement un grand
nombre de muscles, de stimuler les

organes circulatoires et ceux de la respiration; elle accroît la chaleur vitale, la répartit uniformément dans toute l'économie, et facilite la digestion et les sécrétions.

Les malades doivent être vêtus chaudement, de manière à se garantir autant que faire se peut des variations atmosphériques.

Quoique nos eaux soient éminemment emménagogues, il n'est pas toujours sage de les continuer pendant la période menstruelle. La prudence a dicté le conseil d'en suspendre l'usage pendant cette époque, dans la crainte que des anomalies dans la température ne vinssent en troubler la marche régulière.

Toutes les émotions vives, toutes les causes d'excitation morales et physiques doivent être éloignées; il en est de même de tout ce qui peut tendre à l'énervation.

Il ne faut pas, après avoir quitté notre fontaine, reprendre immédiatement, et sans transitions bien graduées, son mode de vivre habituel; car si, comme on a dû le remarquer, l'action curative des eaux se manifeste dès les premiers jours ou à la fin du troisième ou quatrième septénaire, il est des malades chez lesquels cet heureux résultat est seulement appréciable un mois ou deux après avoir cessé l'usage des eaux. Ces considérations motivent l'obligation imposée aux personnes qui quittent la source minérale de suivre pendant un mois ou deux le régime hygiénique qui leur est particulier.

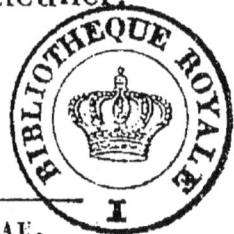

PROVINS. — IMP. DE LEBEAU.

www.ingramcontent.com/pod-product-compliance
Lightning Source LLC
Chambersburg PA
CBHW071502200326
41519CB00019B/5844